DE

L'HYDROTHÉRAPIE

RATIONNELLE, SCIENTIFIQUE

ET DE

SON APPLICATION MÉTHODIQUE

AU CHAR-D'ARGENT

près d'Épinal (Vosges)

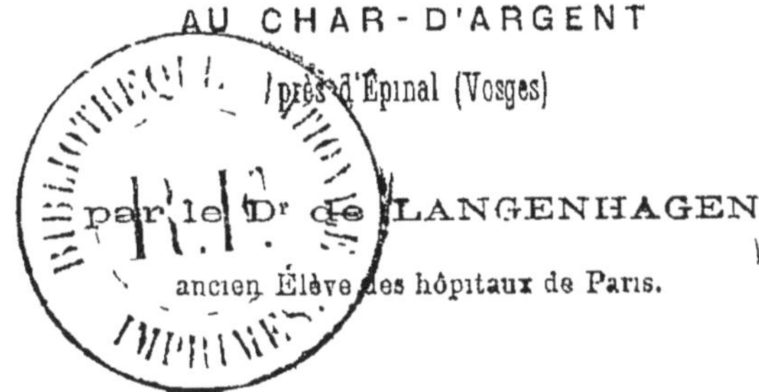

par le Dr de LANGENHAGEN

ancien Élève des hôpitaux de Paris.

SE VEND A ÉPINAL CHEZ TOUS LES LIBRAIRES

1873

La création récente à Epinal d'un établissement hydrothérapique a eu le sort de toute innovation, celui d'exciter l'incrédulité ou des appréciations plus ou moins fondées.

Après en avoir pris l'initiative, nous éprouvons le besoin bien naturel de justifier non-seulement la confiance de ceux qui nous l'ont accordée jusqu'ici, mais encore celle à venir du nouveau public auquel nous avons depuis peu de temps l'honneur d'appartenir.

Nous croyons le moment venu de publier ce qui suit, nous estimant heureux si nous parvenons à faire partager nos convictions basées sur des autorités et des preuves scientifiques.

On nous tiendra compte, nous aimons à le croire, de certaines difficultés que nous nous sommes appliqué à surmonter; la première qui consiste à ne pas craindre la critique; la deuxième, de traiter un sujet scientifique dans les termes ordinaires du langage.

L'exposition en est peut-être un peu plus difficile, mais se rapproche davantage de notre but dominant : celui de vulgariser le plus possible l'usage d'une chose bienfaisante et utile. Nous divisons notre sujet en deux parties : la première traitant de l'hydrothérapie rationnelle et scientifique, la seconde de son application méthodique au Char-d'Argent.

PREMIÈRE PARTIE

Valleix, professeur de la Faculté de Médecine, publiait en 1848, dans le *Bulletin général de Thérapeutique*, ce qui suit :

« C'est assurément aujourd'hui un des sujets les « plus intéressants que l'hydrothérapie. On ne peut « douter qu'elle ne soit un moyen puissant et on doit « reconnaître aussi qu'il est peu de médications appli- « cables à un plus grand nombre de cas. »

Fleury, professeur de la Faculté de Médecine de Paris, l'un des fondateurs de l'hydrothérapie rationnelle en France, appelé par le gouvernement belge à faire à Bruxelles des conférences sur ce sujet, professait :

« Qu'il s'agissait non-seulement d'une médica- « tion nouvelle, mais d'une *doctrine médicale* nou- « velle. »

On comprendra aisément la valeur de cette proposition, qui tire son principe et sa force de ce fait : c'est que le *froid* a, sur tout autre agent médicamenteux, un double privilége : 1° Il est inoffensif, quelle que soit la prolongation du traitement, à la condition toutefois d'être dirigé par un homme de l'art; 2° Il exerce une influence prépondérante incontestable sur les deux systèmes les plus importants de l'économie: L'*innervation* et la *circulation capillaire* reliées entre elles et *solidaires* l'une de l'autre par l'intermédiaire des *nerfs vaso-moteurs*.

L'étude de cette relation intime, basée sur les plus positives et les plus récentes recherches anatomiques et physiologiques, embrasse non-seulement des considérations pathologiques de la plus haute importance, mais *révèle le mécanisme* de l'absorption, de la colorification, enfin de la nutrition. Voir les publications de nos maîtres actuels : MM. Claude Bernard, Küss, Bouchut, Charles Robin.

Il résulte de ces recherches :

1° Que la circulation capillaire n'èst point, comme on l'a supposé longtemps, sous l'empire exclusif des forces mécaniques de la pesanteur et de la contraction des muscles;

2° Qu'elle est en rapport étroit avec la contractilité, la tonicité de ses parois vasculaires;

3° Que le mouvement du sang varie suivant que les vaisseaux capillaires sont contractés ou relâchés;

4° Que l'état de contraction des vaisseaux est sous la dépendance de nerfs spéciaux: *des nerfs vaso-moteurs;*

5° Que l'action incitante exercée sur les vaso-moteurs a lieu soit des centres nerveux vers la périphérie, *voie directe;* soit de la périphérie impressionnée par une cause quelconque, comme le froid, par exemple, vers lesdits centres nerveux et alors par retour, en sens inverse, vers le réseau capillaire sous-cutané et profond : *voie reflexe.*

C'est surtout ce dernier mode d'action qui rencontre dans le froid, réparti sous la forme de l'eau, un agent précieux par son aptitude à une graduation intelligente des effets cherchés et destinés à combattre les modifications morbides qui se présentent.

Fleury, frappé des résultats qu'il avait constatés et obtenus personnellement par cette médication dans les divers établissements qu'il avait fondés à Bruxelles, à Selvalheim, à Bellevue et plus tard à Plessis-Lalande, etc., fut à même, grâce à ses déductions cliniques et à son génie intuitif, de constater la solidarité physiologique de l'innervation centrale et de la circulation démontrée expérimentalement quelques années plus tard par MM. Claude Bernard, Duchenne de Boulogne, Bouchut, Charles Robin.

Tout le monde sait que les travaux de ces maîtres, reposant sur des recherches anatomiques, des expériences physiologiques et d'électricité, font autorité dans la science médicale.

Armé de ces nouvelles découvertes, Fleury fit faire un nouveau pas à l'hydrothérapie rationnelle.

Pénétré de l'importance de la nouvelle ressource acquise à l'art de guérir et dont le succès ou l'insuccès sont intimement liés, non-seulement à la connaissance et à l'étude sérieuse des affections morbides, mais aussi à l'emploi raisonné d'un agent reconstituant et de *calorification* aussi énergique *que le froid par l'eau*, il formula les conditions essentielles de son emploi. (Voir son *Traité chimique et thérapeutique d'hydrothérapie.*) Il s'imposa en conséquence le devoir qu'il légua aux continuateurs de sa méthode, celui d'intervenir directement et personnellement dans ses procédés opératoires, notamment en ce qui concerne la *Douche mobile.* C'est d'elle qu'il dit dans son ouvrage : « Il n'est pas de médicament plus « difficile à manier, exigeant plus d'attention et de tact « médical. »

En effet, en hydrothérapie comme en médecine ou en chirurgie, l'instrument ne remplit qu'un côté secondaire.

C'est ici que se placerait tout naturellement la nomenclature des affections nombreuses réclamant formellement l'intervention de l'hydrothérapie, si les limites d'une simple brochure permettaient ce développement. Une seconde et prochaine publication traitera cette question.

Nous nous bornerons, pour le moment, à faire ressortir le point suivant :

C'est que depuis qu'ont paru les ingénieux travaux du professeur Charles Robin sur la rédintégration des organes mutilés ou partiellement altérés dans leur contexture, l'évolution de la lésion organique n'est pas absolument incurable, comme l'avait enseigné jusqu'à nos jours l'école anatomo-pathologique ; qu'au contraire, conformément aux expériences faites sur des animaux et relatées par l'éminent professeur, les organes partiellement altérés ou détruits, voire même des portions notables des centres nerveux sont, au bout d'un certain temps, susceptibles de régénération totale, même avec rétablissement complet des fonctions locomotrices et sensitives antérieurement abolies ; et cela sous l'influence d'une nutrition convenablement dirigée. *(Journal scientifique de Robin*, année 1872.)

Or, l'effet le plus manifeste, le plus saisissant de cette médication hydrothérapique faite à temps est de développer à coup sûr la *nutrition* avec toutes ses conséquences réparatrices.

Cela nous a été démontré expérimentalement par les pesées que nous avons vu faire chez Fleury de chaque malade au commencement et à la fin du traitement. Nous avons vérifié le fait à notre propre établissement depuis qu'il fonctionne. Pas un de ceux qui ont fréquenté les deux établissements ne démentira ce que j'avance et ce qu'il n'ignore pas plus que moi.

Il existe encore un autre effet non moins important de cette médication, c'est celui d'exciter très-énergiquement la faculté d'absorption et d'assimilation des substances médicamenteuses auxiliairement ou formellement indiquées. (Voir expériences des professeurs Trousseau et Pidoux, à Bellevue, en présence de Fleury, sur la rapidité de l'absorption de la belladone et de l'iodure de potassium immédiatement après l'application de la douche.)

Il devient donc évident que l'hydrothérapie est actuellement fondée sur une base solide, qui ne pourra que s'élargir dans l'avenir, par l'apport des découvertes physiologiques complémentaires de celles que nous venons d'indiquer.

Le temps n'est pas éloigné où tout médecin soucieux des intérêts qu'il a mission de sauvegarder ne voudra et ne pourra pas plus se passer du médicament hydrothérapique qu'il ne croit aujourd'hui pouvoir renoncer à certaines substances dont l'usage bienfaisant et sûr est incontestable, telles que l'opium, le mercure, la quinine, etc.

DEUXIÈME PARTIE

Il y a quelques années, j'avais eu à me louer particulièrement d'un traitement hydrothérapique que j'avais été obligé de suivre à Plessis-Lalande, sous la direction du docteur Fleury, pour une anémie gastralgique dont j'avais souffert pendant de longues années. C'est là que pendant huit mois, durée nécessaire au maintien définitif de ma guérison, je fus à même de connaître son enseignement, sa méthode et les succès extraordinaires qu'il obtenait. Aussi, à peine rentré chez moi, étais-je décidé à saisir la première occasion de continuer l'usage de l'hydrothérapie, non-seulement à mon profit, mais également à celui des malades que j'avais à soigner.

J'allais donner suite à mon projet, lorsque les événements survenus en 1870 m'en détournèrent forcément et m'amenèrent à Epinal.

Peu de temps après et toujours dans les mêmes idées, me trouvant fortuitement au Char-d'Argent, dans la propriété de M. Pagelot, je fus frappé de la limpidité, de la fraîcheur d'une nappe d'eau s'échappant en abondance par une fissure d'aqueduc destiné à alimenter une turbine voisine.

M. Pagelot, auquel je communiquai mon vif désir d'utiliser, à l'occasion, cette précieuse déperdition, m'autorisa immédiatement à établir une petite baraque destinée à prendre des douches à mon usage personnel.

Ayant eu l'occasion d'y amener quelques malades, qui s'en trouvèrent fort bien, je conseillai à M. Pagelot de se mettre en mesure d'en faire profiter un plus grand nombre. Il construisit une cabine avec la douche conique primitive et peu coûteuse dite *en colonne.*

C'est ainsi que fonctionna l'établissement pendant plusieurs mois, jusqu'à ce que le nombre des amateurs croissant, il fallut aviser à les servir ; mais là se présentait une difficulté : il s'agissait de faire des dépenses, et avant de s'y engager, il devenait nécessaire de vérifier si toutes les conditions indispensables à la création d'un établissement hydrothérapique d'une certaine importance pouvaient être remplies.

Il faut, en effet, que non-seulement l'eau soit abondante et limpide, mais qu'elle soit amenée à son but douée d'une pression naturelle ou artificielle d'une atmosphère au moins.

En outre, il est essentiel qu'elle soit fournie par une ou plusieurs sources s'échappant d'une profondeur déterminée, afin que la température soit constante et ne varie pas en deçà de 7° en hiver, et au-delà de 12° en été, en un mot, qu'elle soit indépendante des variations thermométriques de l'air ambiant.

Chaque douche, outre les piscines, consommant une

moyenne de 150 litres, il est indispensable que l'eau soit amenée par sa propre force descendante, ou par son échappement d'un réservoir l'emmagasinant pendant les interruptions des exercices hydrothérapiques.

De plus, les appareils, qui sont très-coûteux, doivent être parfaitement construits, bien agencés et capables de résister à de brusques changements de pression.

Il faut un écoulement facile et assuré de toutes les eaux courantes, par un canal de dérivation central qui les entraîne après leur emploi.

Enfin, dans un autre ordre d'idées, il faut qu'un semblable établissement soit à une distance telle, qu'elle devienne par le temps employé à la parcourir, une véritable gymnastique déterminant *la réaction et la préaction.*

Les voies de communication doivent être faciles, plus ou moins pittoresques et portant l'esprit aux impressions plutôt agréables que tristes.

La présence quotidienne d'un médecin est indispensable, non-seulement pour assurer l'emploi judicieux des appareils, mais encore pour user de vigilance et d'autorité contre la pusillanimité des uns et les imprudences des autres.

Toutes ces conditions, qu'il est fort rare de rencontrer réunies au même endroit, se trouvent groupées au Char-d'Argent. Nous n'avons donc pas hésité à conseiller à M. Pagelot de s'engager dans la voie des pérfectionnements indiqués, malgré les dépenses qu'ils ont entrainées, et consistant dans la pose d'un long aqueduc souterrain en fonte amenant l'eau des sources avec leur température *initiale* dans un grand réservoir dominant de 12 mètres la salle des appareils; dans la construction d'un bâtiment dont la forme correcte, l'éclairage, le mode de chauffage, et les dispositions d'appareils sont dus à l'intelligente et habile direction de M. l'architecte Thouvenin.

Un gymnase, complément rationel et thérapeutique de cette médication, est en voie de construction.

Sans nous mettre en parallèle avec d'autres établissements admirablement montés comme luxe et confort nous devons cependant constater ici que nous avons sur le plus grand nombre une supériorité incontestable même sur Divonne :

Celle de posséder une température constante dans les limites les plus précises et les plus indispensables à toute hydrothérapie bien conduite, c'est-à-dire entre 7° 0,05 en hiver et 9° en été.

L'expérience faite au mois d'août dernier à l'émergence des sources mêmes dites *des Trois-Soldats*, de *Bénavaux*, *du Chaud-Côté* et *du Lacé*, a été renouvelée au 24 février dernier, et la différence de température observée à ces deux extrêmes saisons n'est, comme on le voit, que de 2° 0,05.

La proximité du Char-d'Argent, à 2 kilomètres d'une ville aussi importante qu'Epinal, a rendu jusqu'ici superflue l'installation de restaurations et de logements attenants à l'établissement. Néanmoins les personnes qui ont un motif quelconque de s'en rapprocher le plus possible trouveront dès maintenant, dans les maisons voisines, des logements assez convenables, avec des cuisines disponibles pour leur usage.

Le court trajet, par la grand'route reliant le Char-d'Argent à la ville d'Epinal, assure toute facilité de communication et d'approvisionnement.

Espérons qu'un jour quelques-uns de nos concitoyens, édifiés sur la valeur dont serait susceptible un immeuble construit en ce lieu et destiné à servir largement, comme Maison de santé, aux exigences qui se présenteront de plus en plus en raison du développement de la population de la ville et des environs, ne craindront pas de former une société comme à Divonne, Mondorff, Saint-Dizier, Benfeld, etc., et doteront l'établissement de toutes les conditions de progrès et de bien-être qu'on rencontre ailleurs.

Je ne crois pouvoir mieux terminer ce court exposé qu'en donnant ici quelques conseils généraux à ceux qui sont disposés à suivre ce traitement.

Il faut bien se persuader d'une chose, c'est que l'on ne va pas prendre une douche comme tel prendrait un petit verre de cordial, tel autre un bain pour une cause hygiénique quelconque.

Il s'agit, au contraire, d'un traitement qui n'est sérieux, progressif, puissant, qu'à la seule condition d'être soutenu et fortifié par beaucoup d'autres adjuvants essentiels, tels que la sobriété, l'abstention formelle des veilles, des excès de boissons ou de table.

Il ne faut jamais perdre de vue que le *processus* de la guérison est intimement lié au développement de la faculté de la réaction, qu'il est dangereux de la compromettre par une imprudence quelconque pouvant refroidir ou débiliter l'économie.

Qu'on ne s'attende pas surtout à un effet merveilleux plus ou moins soudain, notamment dans les affections de longue date. Qu'on se pénètre bien de cette idée, c'est que l'on se soumet dans la plupart des cas à une médication reconstitutive, par conséquent lente, qui n'arrive à son terme que par une sorte d'entraînement physiologique. Ce principe bien compris et bien suivi du malade, comme du médecin, sera le meilleur auxiliaire pour les deux intéressés.

Epinal. — Imp. BUSY Frères.

www.ingramcontent.com/pod-product-compliance
Ingram Content Group UK Ltd.
Pitfield, Milton Keynes, MK11 3LW, UK
UKHW020553230726
13925UKWH00006B/2572